BEI GRIN MACHT SICH IHR WISSEN BEZAHLT

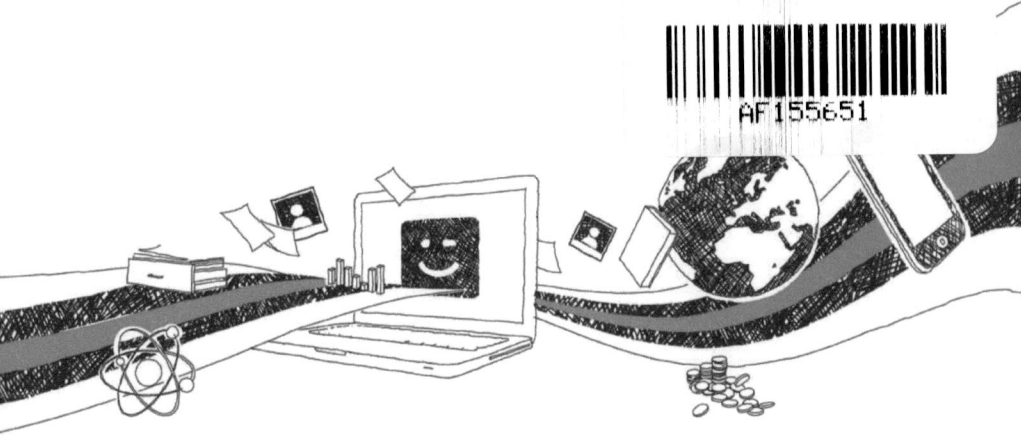
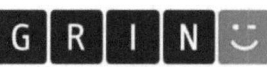

Stressbewältigung durch Selbst-, Ziel- und Zeitmanagement

Vanessa Schulte

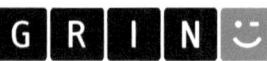

Bibliografische Information der Deutschen Nationalbibliothek:

Die Deutsche Nationalbibliothek verzeichnet diese Publikation in der Deutschen Nationalbibliografie; detaillierte bibliografische Daten sind im Internet über http://dnb.d-nb.de abrufbar.

ISBN: 9783346270467
Dieses Buch ist auch als E-Book erhältlich.

© GRIN Publishing GmbH
Nymphenburger Straße 86
80636 München

Druck und Bindung: Books on Demand GmbH, Norderstedt Germany
Gedruckt auf säurefreiem Papier aus verantwortungsvollen Quellen

Das Buch bei GRIN: https://www.grin.com/document/941328

Vanessa Schulte

Assignment

Modul SQF20

Schlüsselqualifikationen für Studium und Beruf

Thema:
Stress vermeiden durch Selbst, Ziel- und Zeitmanagement

Dortmund, den 28. September 2020

Inhaltsverzeichnis

Abbildungsverzeichnis

Tabellenverzeichnis

1 Einleitung

„Es gibt in dieser Welt keine wirklich herausragende Leistung, die nicht untrennbar mit der richtigen Lebensweise verbunden ist."[1] Das Zitat von Jordan verdeutlicht, wie wichtig Schlüsselqualifikationen für ein erfolgreiches Arbeits- und Privatleben sind. Da Erfolg und eine gute Planung wichtig für ein zufriedenes Leben sind, können infolgedessen Stressquellen reduziert und im besten Fall vermieden werden.

1.1 Problemstellung

Eine Studie der Techniker Krankenkasse aus dem Jahr 2016 belegt, dass die Mehrheit der Deutschen gefühlt häufiger gestresst ist, als sie es drei Jahre zuvor war. Die Studie thematisiert die Auslöser der Stresssituationen und die Auswirkungen von Stress auf das physische und psychische Wohlbefinden. Die Studie belegt, dass Männer meist hohen beruflichen Anforderungen und dem damit einhergehenden Leistungsdruck ausgesetzt sind. Auch Frauen beklagen einen stressigen Arbeitsalltag, fühlen sich aber in erster Linie verpflichtet, den hohen Ansprüchen, die sie an sich selbst haben, gerecht zu werden, siehe Abbildung 1.[2]

---

[1] Jordan, o. J., zitiert nach Corvey, 2018, S. 19
[2] Vgl. Wohlers, Hombrecher, 2016, Internetquelle

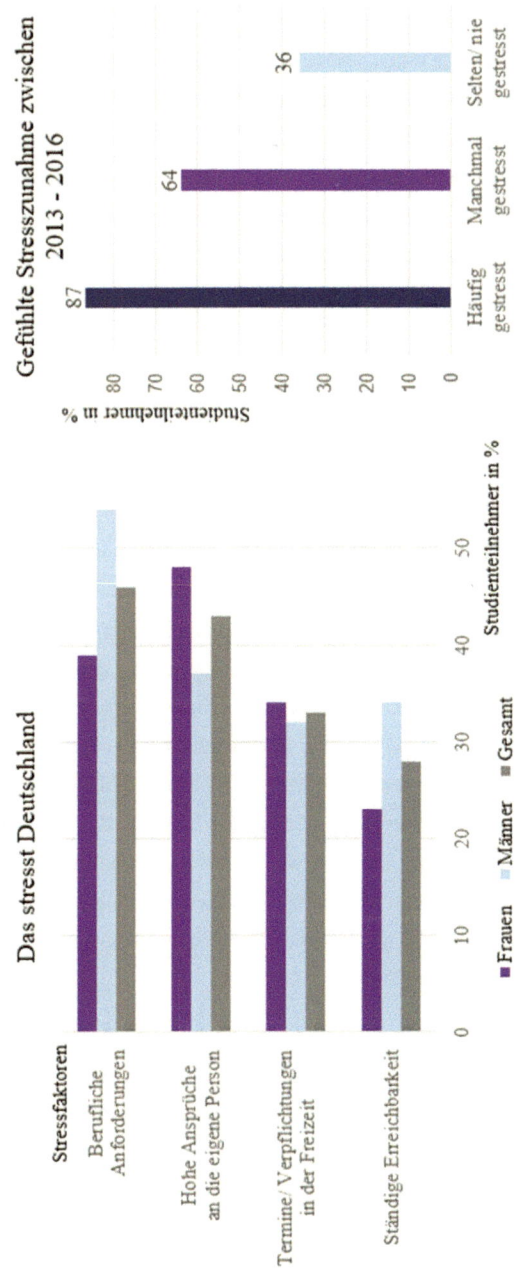

Abbildung 1: TK-Stressstudie „Entspann dich Deutschland". Zusammenfassung der Studienergebnisse zu dem gefühlten Anstieg des Stresslevels (s. rechtes Diagramm) und zu den hauptsächlichen Stressauslösern nach Geschlecht (s. linkes Diagramm).[2]

Stress hat also viele Auslöser und betrifft die Bevölkerung in verschiedenen Bereichen des Lebens, auf unterschiedliche Art und Weise. Die Hauptauslöser von Stress in der vorliegenden Studie sind berufliche bedingte Anforderungen. Wie kann Stress auf der Arbeit also langfristig reduziert oder vermieden werden? Um nachhaltig jegliche Form von Stress zu vermeiden, sind eine gewissenhafte Einteilung der Zeit, die Optimierung persönlicher Kompetenzen sowie die Konkretisierung der eigenen Ziele unabdingbar. Daher stellt sich die Frage, welche Instrumente und Methoden zur Stressbewältigung es gibt und wie Schlüsselqualifikationen so optimiert werden können, dass jeder Arbeitstag effizient und stressfrei genutzt werden kann.

1.2 Ziel und Aufbau

Ziel dieser Arbeit ist es, die verschiedenen Instrumente und Methoden zur Vermeidung von beruflich bedingtem Stress aufzuzeigen und entsprechende Maßnahmen zu dessen Bekämpfung vorzustellen. Dazu wird erklärt, wie Selbst- Ziel- und Zeitmanagement kombiniert und effizient in den Arbeitsalltag integriert werden können. Im Vordergrund steht aber zunächst die Frage, was Stress eigentlich ist und wie er entsteht. Danach geht es um die Definition und Bedeutung der drei Schlüsselqualifikationen, dessen Anwendung dabei helfen, Stress zielführend zu vermeiden. Darauffolgend werden Kompetenzen und Methoden aufgezeigt, bei denen es zunächst darum geht, wie persönliche Denkmuster und Verhaltensweisen angepasst und optimiert werden können und das Selbstbewusstsein gestärkt werden kann. Im Anschluss daran werden gängige Methoden des Ziel- und Zeitmanagements, wie beispielsweise das Eisenhower Gesetz oder das Pareto-Prinzip, vorgestellt. Anhand dieser Kompetenzen und Methoden wird darüber hinaus erläutert, wie die zuvor behandelten Methoden in den Arbeitsalltag integriert werden können und auf welche Weise ein Büroalltag effizient und stressfrei gestaltet werden kann. Abschließend erfolgt eine kritische Reflektion der vorhandenen Literatur und Thematik sowie ein sich daran anschließender Ausblick zur weiteren Behandlung des vorliegenden Themas.

2 Theoretische Grundlagen

Zur Annäherung an das Thema wird zunächst einmal auf die Definition von Stress eingegangen und die Bedeutung des Themas erläutert. Außerdem werden die Schlüsselqualifikationen Selbst-, Ziel- und Zeitmanagement definiert und veranschaulicht.

2.1 Definition und Bedeutung von Stress

Der Arzt und Biochemiker Hans Seyle beschäftigte sich in den 1940er Jahren das erste Mal mit dem Thema Stress auf medizinischer Ebene. Er erforschte, dass diverse physische und psychische Belastungen zu Veränderungen führen können, die langfristig ernstzunehmende gesundheitliche Bedrohungen darstellen. Seither wird die Entstehung von Stress von verschiedenen wissenschaftlichen Seiten intensiv erforscht. Heutzutage ist allgemein bekannt, dass Stress große gesundheitliche Risiken birgt.[3] Kaluza führt an, dass Stress in der heutigen Zeit ein allgegenwärtiges Thema ist, da es mittlerweile nicht nur den „klassischen" Stress auf der Arbeit gibt, sondern auch Stress in der Schule und sogar Freizeitstress. Weiter meint Kaluza, dass Stress mittlerweile sogar ein Statussymbol geworden sei, welches die Wichtigkeit einer Person unterstreicht und Anerkennung beim Gegenüber hervorrufen soll. Stress wird oft durch sogenannte Stressoren ausgelöst, die mental, sozial sowie geschuldet durch den eigenen Körper oder der Umwelt zu einer Stressreaktion führen können. Gestresst zu sein hat keine objektive Bedeutung und wird allein durch die subjektive Wahrnehmung, welche Wichtigkeit dem Erreichen eines Ziels beigemessen wird, bestimmt. Stressreaktionen werden durch schwer kontrollierbare, kaum beeinflussbare Situationen herbeigeführt.[3] Dies verdeutlicht, dass das Stressempfinden sehr individuell ist und Stresssituationen von verschiedenen Personen unterschiedlich wahrgenommen werden. Des Weiteren impliziert es, dass Stress durch ausgeprägte Schüsselqualifikationen im Vorfeld vermieden werden kann.

2.2 Definition und Bedeutung von Selbstmanagement

Selbstmanagement bezeichnet den Prozess und die damit einhergehenden Eigenschaften und Tätigkeiten, die persönliche Entwicklung selbstständig zu gestalten. Selbstmotivation, zielorientiertes Handeln, Organisationsfähigkeit und Erfolgskontrolle sind essenzielle Instrumente für ein erfolgreiches Selbstmanagement. Insbesondere Fähigkeiten wie selbstständiges Handeln, selbstständig aktiv zu werden, eigene Erfahrungen zu sammeln und sich selbst gut zu kennen und kontrollieren zu können sowie kritisch reflektierend mit der eigenen Person umzugehen, tragen zu einem guten Selbstmanagement bei. Es ist wichtig, nach eigenen Maßstäben, passend zur persönlichen Lebenslage zu handeln und die eigenen Möglichkeiten wahrzunehmen und auszubauen. Wissen

---

[3] Vgl. Kaluza, 2018, S. 4 ff

und eigene Erfahrungen werden bei einem ausgeprägten Selbstmanagement ständig erweitert und Situationen werden überlegt geplant.[4] Becker geht verstärkt auf den Begriff des „autonomen Handelns" ein und sieht ihn als wichtigen Aspekt des Selbstmanagements. Er führt an, dass das Selbstmanagement eine gewisse Sensibilität für die Umwelt erfordert und dass ein Bewusstsein für die verschiedenen Lebensrollen geschaffen werden muss. Des Weiteren impliziert „autonomes Handeln" Verantwortung für die eigenen Lebens- und Arbeitsbedingungen zu übernehmen. Dies beinhaltet die persönlichen Ziele und Wertevorstellungen zu kennen, zu reflektieren und danach zu handeln. Becker gibt zu bedenken, dass sowohl im Berufs- als auch im Privatleben ständig Veränderungen stattfinden, wodurch eine große Flexibilität vorausgesetzt wird. Daraus lässt sich ableiten, dass es wichtig ist, sich zeitlich eingegrenzte Ziele zu setzen und sich zu priorisieren, um sich diesen Veränderungen anpassen zu können.

2.3 Definition und Bedeutung von Zeitmanagement

Zeit ist allgemein die wichtigste Ressource der Menschen, daher ist eine gute Einteilung der Zeit und somit ein effizientes Zeitmanagement von großer Bedeutung. Ein gutes Zeitmanagement bedeutet mit der vorhandenen Zeit eine bewusste Lebensweise zu führen, denn Zeit ist ein knappes Gut und unbezahlbar. Außerdem bedeutet es, die eigene Zeit selbstbestimmt zu nutzen und keine Vereinnahmung dieser durch äußere Einflüsse zuzulassen. Sowohl im privaten Umfeld als auch auf beruflicher Ebene ist es wichtig, die verfügbare Zeit für ein effizientes Erreichen der eigenen Ziele zu nutzen. Dies gewährleistet eine Bewältigung der täglichen Aufgaben, eine Annäherung an die eigenen Lebensziele und somit eine persönliche Zufriedenheit.[5] Seiwert ist der Meinung, dass Zeit oft fremdbestimmt wird und führt somit an, dass es wichtig ist, Zeitdiebe zu erkennen und zu eliminieren.

2.4 Definition und Bedeutung von Zielmanagement

Schon Mark Twain wusste: „Wer nicht weiß, wo er hin will (sic!), darf sich nicht wundern, wenn er ganz woanders ankommt".[6] Im Grunde ist das zuvor behandelte Zeitmanagement nur ein Mittel,

---

[4] Vgl. Becker, 2018, S. 113 ff
[5] Vgl. Seiwert, 2014, S. 7 ff
[6] Twain, o. J., zitiert nach Ansorg, 2008, S. 167

denn Zeit, die nicht richtig genutzt wird, bringt Ziele nicht näher. Wichtig für einen effizienten Arbeitsfluss ist das Zielmanagement, welches in Abhängigkeit der verfügbaren Zeit steht. Diese kann effizient ausgefüllt werden, sobald Ziele gut konkretisiert werden. Es gibt die Möglichkeit ein ganzheitliches, langfristiges Zielmanagement, abhängig von den Rollen, die man im Leben ausfüllt, zu erstellen. Diese Rollen sollten die sogenannten „Big Points" im Leben sein, da deren Ausfüllung maßgeblich zur persönlichen Zufriedenheit beiträgt. Entsteht ein Defizit in einer dieser Rollen, so kann eine große Lücke und Unzufriedenheit entstehen und alle anderen Rollen negativ beeinflussen. Zuerst sollten also die „Big Points" definiert werden. Daraus können dann entsprechende Ziele abgeleitet werden und eine wöchentliche Einteilung und Umsetzung kleiner Meilensteine erfolgen.[7]

3 Selbst-, Ziel- und Zeitmanagement - Kompetenzen, Methoden und Instrumente

In diesem Kapitel werden die Kompetenzen, Methoden und Instrumente zur Optimierung der Schlüsselqualifikationen aufgeführt und erläutert.

3.1 Kompetenzen und Methoden des Selbstmanagements

Der Begriff, der über allem steht, ist das Selbstmanagement. Die unterschiedlichen Schlüsselqualifikationen sind eng miteinander verzahnt. Der erste Schritt ist allerdings der „innere" Wandel. Im weiteren Verlauf dieses Unterkapitels steht daher die Optimierung persönlicher Kompetenzen im Vordergrund.

3.1.1 Persönlichkeitsanalyse

Bevor die unterschiedlichen Instrumente und Maßnahmen des Ziel- und Zeitmanagements angewendet werden können, sollte zunächst die eigene Persönlichkeit analysiert werden.[8] Nach Bischof, Bischof und Müller können dazu folgende Lösungsansätze verfolgt werden:

- Die Lust- und Frustbilanz

---

[7] Vgl. Kiwus, 2019, S. 107
[8] Vgl. Bischof, Bischof, Müller, 2019, S.7 ff

Mithilfe einer Lust- und Frustbilanz werden tabellarisch Aufgaben, die gerne gemacht werden, denen gegenübergestellt, die frustrieren. So wird ein Überblick über Aufgaben geschaffen, die den Gemützustand positiv und negativ beeinflussen.

- Die Erfolgsbilanz

Des Weiteren ist es empfehlenswert, eine Erfolgsbilanz mit allen Erfolgen und Misserfolgen des letzten Jahres zu erstellen. Dies hilft die eigenen Erfolge Revue passieren zu lassen und zeigt auf der Misserfolgsseite, was korrigiert werden kann.

- Die Stärken- und Schwächenanalyse

Wichtig für das Selbstmanagement ist es, sich seiner Stärken und Schwächen bewusst zu sein. Eine Stärken- und Schwächenanalyse ist ebenfalls eine tabellarische Gegenüberstellung und zeigt auf, welche Fähigkeiten im Stärkenbereich liegen und weiter ausgebaut werden können und an welchen Schwächen gearbeitet werden kann.

- Kompetenzen und Fähigkeiten erkennen

Für diese Maßnahme sollte das Arbeitsverhalten während den Interaktionen mit Geschäftspartnern und Kollegen aufgeschrieben werden. Dann sollte eine objektive Einschätzung der erörterten Kompetenzen auf eine Skala von 1-10 bewertet werden. Auch Kollegen oder Vorgesetzte dürfen nach Ihrer Einschätzung gefragt werden.

3.1.2 Psychologisches Kapital

David Allen benennt folgende Werte des psychologischen Kapitals:[9]

- Selbstwirksamkeit: das Bewusstsein entwickeln einer Situation gewachsen zu sein und Selbstvertrauen besitzen eine anspruchsvolle Aufgabe auszuführen
- Optimismus: positive Grundeinstellung und Sicherheit eine Situation zu bewältigen
- Hoffnung: an Zielen festhalten, falls notwendig andere Wege zum Ziel erwägen
- Resilienz: auch nach der Konfrontation mit Problemen an dem Ziel festhalten

---

[9] Vgl. Allen, 2019, S. 394

3.1.3 Das ABC-Modell zur Relativierung von Stress

Stresssituationen liegen in der persönlichen Wahrnehmung. Individuell wird bewertet, ob daraus Rückschläge oder neue Herausforderungen entstehen. Nicht jede Situation kann kontrolliert werden, die Reaktion auf die Situation kann hingegen wohl kontrolliert werden. Oft fehlt das Bewusstsein dafür, dass überreagiert wurde und es fällt schwer eine Situation objektiv zu bewerten. In diesem Fall ist das ABC-Modell hilfreich. Es veranschaulicht das auslösende Ereignis und stellt es der individuellen Beurteilung und den folgenden Konsequenzen gegenüber. Folglich kann eine Situation, ohne Emotionen und nüchtern betrachtet werden[10], siehe Tabelle 1:

A	B	C
Auslösendes Ereignis	Beurteilung	Konsequenzen
Was ist passiert?	Wie wurde die Situation interpretiert?	Welche Emotionen und Gefühle folgten darauf?

Tabelle 1: Das ABC-Modell zur Relativierung von Stresssituationen[11]

3.2 Methoden und Instrumente des Ziel- und Zeitmanagements

Aufbauend auf den Erläuterungen zum Selbstmanagement behandelt das folgende Unterkapitel die Methoden und Instrumente des Ziel- und Zeitmanagements.

3.2.1 Zeitdiebe erkennen und eliminieren

Zeit geht oft unnötigerweise verloren, indem keine klaren Strukturen, Ziele und Prioritäten gesetzt werden.[12] Seiwert verdeutlicht, dass ohne eine Planung von Zielen nur circa 40% des eigenen Potenzials ausgeschöpft werden. Wichtig ist es daher, die sogenannten Zeitdiebe zu erkennen. Mithilfe einer Mind-Map können die Rollen, die im Leben ausgeführt werden, aufgeschrieben werden. Zudem sollte ergänzt werden, welche Verpflichtungen eine Rolle beinhaltet und wie hoch der zeitliche Aufwand für diese ist. Anhand der Mind-Map wird ein Überblick behalten und die bildliche Darstellung mit einem Gefühlswert verknüpft. Im nächsten Schritt sollte der jeweilige

---

[10]Vgl. Johnstone, Player, 2019. S. 39 ff
[11] In Anlehnung an Johnstone, Player, 2019, S. 51
[12] Vgl. Seiwert, 2014, S.17

Zeitaufwand analysiert werden.[12] Ferriss unterscheidet zwischen Zeitverschwendern, Zeitfressern und versäumten Empowerment. Zeitverschwender sind beispielsweise Emails. Ferriss empfiehlt den Signalton für ankommende Mails abzuschalten und Zeiten festzulegen, in denen Emails gelesen und beantwortet werden. Zeitfresser sind immer wiederkehrende Aufgaben, wie Bestellungen. Diese Aufgaben können gesammelt und in einem regelmäßigen Zyklus zusammen erledigt werden. Als versäumtes Empowerment bezeichnet Ferriss Aufgaben, die vor Erledigung mit einem Vorgesetzten abgeklärt werden müssen und sich daher zeitlich aufblähen. In dem Fall kann eine Handlungsbefugnis eingeholt werden.[13]

3.2.2 Ziele formulieren mit der SMART-Methode

Für eine effiziente Zielerreichung ist es sinnvoll, Ziele mit Hilfe der SMART-Methode zu formulieren. SMART ist ein Akronym und steht für folgende Punkte:

- S = Spezifisch: Eine spezifische Zielformulierung ist von großer Bedeutung
- M = Messbar: Das Ziel sollte messbaren Fakten zugrunde liegen
- A = Attraktiv: Persönliches Interesse setzt ein attraktives Ziel voraus
- R = Realistisch: Um Frust zu vermeiden, sollte die Zielerreichung realistisch sein
- T = Termingerecht: Ein verbindlicher Zeitpunkt sollte festgelegt werden[14]
-

3.2.3 Zielmanagement mit dem HelfRecht-Planungssystem

Beim Regelkreis des HelfRecht-Systems wird zuerst die aktuelle Ausgangssituation analysiert (A). Als Nächstes werden Ziele definiert (B) und die Vorgehensweise vom aktuellen Zustand zum Ziel geplant (C). Anschließend sollte diese Planung systematisch verfolgt werden. Dabei ist es wichtig, die Planung und die Vorgehensweise permanent abzugleichen und anzupassen (D). Im letzten Schritt werden die erbrachten Ergebnisse mit dem geplanten Ziel verglichen (E). Bei unzureichenden Erfolgen wird das Vorgehen erneut analysiert und der Regelkreis setzt sich fort, siehe Abbildung 2.[15]

---

[13] Vgl. Ferriss, 2020, S. 116 ff
[14] Vgl. Becker, 2018, S. 116
[15] Vgl. Bayer, Beck, 2008, S. 24 ff

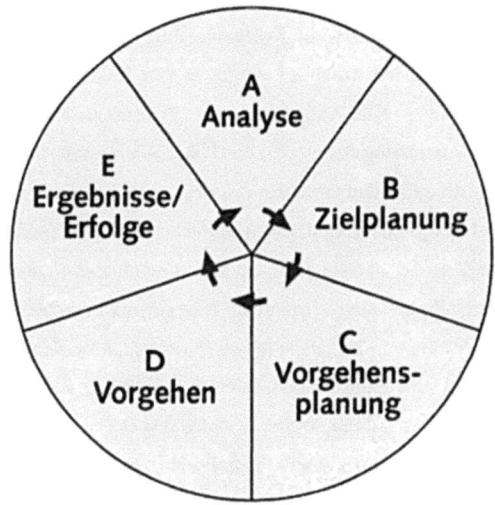

Abbildung 2: Regelkreis des HelfRecht-Planungssystems[16]

3.2.4 Aktivitätenlisten

Aktivitätenlisten sind hilfreiche Instrumente, um Ziele effizient zu planen und zu verfolgen. Nach der Formulierung von allgemeinen Zielen werden daraus kleinere Aktivitäten und Aufgaben abgeleitet. Hierfür sollten die Aktivitäten in eine logische Reihenfolge der Abarbeitung gebracht und terminlich aufeinander abgestimmt werden. Die Liste sollte regelmäßig aktualisiert und überprüft werden. Für die Abarbeitung der Aufgaben sollte genug Pufferzeit berücksichtig werden, da es immer zu unvorhersehbaren Ereignissen kommen kann. Instrumente für eine strukturierte Aktivitätenliste sind physische Medien wie Terminkalender oder elektronische Medien, wie Apps zur Listenerstellung.[17]

---

[16] Bayer, Beck, 2008, S. 24
[17] Vgl. Bischof, Bischof, Müller, 2019, S. 33 ff

3.2.5 Die ABC-Analyse nach Eisenhower

Bei der ABC-Analyse nach Eisenhower geht es um die Kategorisierung und Priorisierung von Aufgaben, siehe Abbildung 3. Alle anfallenden Aufgaben werden in vier Kategorien aufgeteilt. Diese Vorgehensweise soll verdeutlichen, welche Aufgaben oberste Priorität haben. Aufgaben, die mit der Zielerreichung in direkter Verbindung stehen sind von hoher Wichtigkeit. Dem gegenüber stehen Aufgaben, die besonders dringlich und innerhalb einer Frist erledigt werden müssen. Aufgaben mit hoher Wichtigkeit und Dringlichkeit sind also A-Aufgaben und sofort selbst zu erledigen. Aufgaben mit hoher Wichtigkeit, die weniger dringlich sind, sind als B-Aufgaben einzustufen und demnach auf einen späteren Zeitpunkt zu terminieren oder gar mit zwischenzeitlicher Prüfung an andere Kompetenzen zu delegieren. Aufgaben, die nicht wichtig, aber dringend sind, werden der C-Kategorie zugeordnet und sollten mit kurzem Zeitaufwand erledigt werden. Entgegen der gängigen Literatur sind Bischof, Bischof und Müller der Meinung das C-Aufgaben nicht delegiert werden sollen, da dies in kurzer Zeit selten möglich ist. Irrelevante Aufgaben, die nicht zum Erreichen des Ziels beitragen, werden eliminiert. [18]

---

[18] Vgl. Bischof, Bischof, Müller, 2019, S. 55 f

Wichtigkeit und Dringlichkeit	dringlich	nicht dringlich
wichtig	A-Aufgaben selbst machen **Quadrant der Notwendigkeit**	B-Aufgaben Planen/Delegieren **Quadrant der Qualität**
unwichtig	C-Aufgaben < 5 Min. selbst machen **Quadrant der Täuschung**	sofort selber wegwerfen **Quadrant der Verschwendung**

Abbildung 3: Die ABC-Analyse nach Eisenhower [19]

3.2.6 Das Pareto Prinzip

Vilfredo Pareto war ein bekannter Ökonom und Soziologe. Er fand heraus, dass 80% des Reichtums an 20% der Bevölkerung geht. Diese Verteilung ist aber nicht nur in der Ökonomie anwendbar, sondern fast überall. Es geht im Grunde darum, dass 80% der Ergebnisse aus 20% des Aufwandes resultieren, siehe Abbildung 4. Hierbei handelt es sich um eine Mindestangabe. Meist ist das Ungleichgewicht sogar noch stärker ausgeprägt. Daher gilt es zu erkennen, welche Dinge nur wenig dazu beitragen, dass Ziele effizient erreicht werden können und diese dann zu eliminieren. Dem gegenüber stehen die sogenannten A-Aufgaben (Eisenhower Prinzip), die sehr effizient zum Ziel führen und daher die größte Konzentration verdienen.[20] Ferriss nennt ein Beispiel aus seinem Unternehmeralltag: Er ist der Meinung, dass es nicht erstrebenswert ist einen möglichst großen

---

[19] Bischof, Bischof, Müller, 2019, S. 55
[20] Vgl. Ferriss, 2020, S. 86 ff

Kundenstamm anzusammeln, da dies mit hohem Verwaltungsaufwand verbunden wäre. Er konzentrierte sich nach Entdeckung des Pareto Prinzips vorwiegend auf seine Top Kunden.

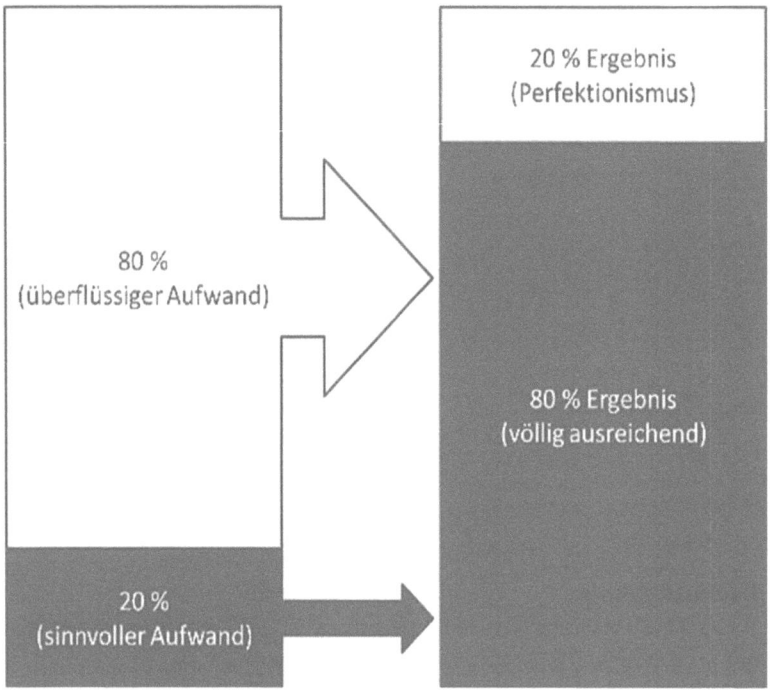

Abbildung 4: Das Pareto Prinzip[21]

3.2.7 Das Parkinson'sche Gesetz

Ferriss ist der Meinung, dass das Pareto-Prinzip und das Parkinson'sche Gesetz in Kombination ein geeigneter Lösungsansatz für ein optimales Ziel- und Zeitmanagement sind. Das Parkinson'sche Gesetz besagt, dass die Schwierigkeit und Wichtigkeit einer Aufgabe sich genau dem zur Verfügung stehenden Zeitrahmen anpassen. Wenn keine Terminfrist für die Erfüllung eines Projektes oder einer Aufgabe feststeht, kann es passieren, dass der Fokus für das Wesentliche verloren geht und die Empfänglichkeit für äußere Ablenkungen steigt. Aus diesem Grund sollte bei jeder

---

[21] Vgl. Lorenz H., 2015, Internetquelle

Projektaufgabe eine eigene Deadline gesetzt werden, die noch vor der offiziellen Frist liegt. Wenn das Pareto-Prinzip und das Parkinson'sche Gesetz parallel in Anwendung sind, sollten wichtige Aufgaben identifiziert und die finale Terminfrist für das Erreichen der jeweiligen Aufgaben festgelegt werden.[22]

4   Selbst-, Ziel- und Zeitmanagement zur Stressvermeidung im Arbeitsalltag

Bezugnehmend auf die zuvor genannten Kompetenzen und Methoden kann beispielsweise ein Arbeitstag im Büro mit deren Anwendung stressfreier gestaltet werden. Da persönliche Kompetenzen und Fähigkeiten der Ursprung einer guten Arbeitsweise sind, sollte im ersten Schritt eine Persönlichkeitsanalyse durchgeführt werden. Nachdem sich über Stärken und Schwächen bewusst gemacht wurde, kann Rücksprache mit dem Vorgesetzten gehalten werden, sodass die Arbeitseinteilung im Einklang mit den eigenen Fähigkeiten und Kompetenzen erfolgt. Nachdem dieser Grundstein gelegt ist, sollte das psychologische Kapital zur optimistischen Verfolgung von Zielen verinnerlicht werden. Anschließend können wichtige Ziele, die zum Unternehmenserfolg beitragen, anhand der SMART-Methode definiert werden. Danach sollte, dem Regelkreis des HelfRecht-Planungssystems entsprechend, eine Strategie zur Zielverfolgung entwickelt werden. Eine solche Planung enthält einzelne Meilensteine, die zum großen Ziel führen. Diese gilt es dann in einer sinnvollen Reihenfolge anzuordnen und deren terminliche Abarbeitung in einer Aktivitätenliste festzulegen. Die terminliche Anordnung sollte die Wichtigkeit und Dringlichkeit nach dem Eisenhower Prinzip berücksichtigen, wobei das Pareto Prinzip zur Entscheidung der Wichtigkeit von Aufgaben genutzt wird. Bei der Erledigung der Aufgaben ist es wichtig, keine zeitlichen Unterbrechungen zuzulassen. Um ein Bewusstsein für nicht sinnvoll oder effizient genutzte Arbeitszeit zu entwickeln, ist es empfehlenswert, eine Mind-Map über alle Rollen im Arbeitsleben zu erstellen. Falls andere Lebensrollen ebenfalls Arbeitszeit beanspruchen, müssen diese in die Mind-Map mit einfließen. Durch die Dokumentation des zeitlichen Aufwands für die Erfüllung der Rollen wird nicht sinnvoll genutzte Zeit herausgefiltert und das Bewusstsein für eine effiziente Zeitnutzung gefördert. Resultierend daraus können Kollegen und Mitarbeiter informiert werden, dass zu bestimmten Zeiten keine Störungen stattfinden sollen und die Kontaktaufnahme per E-Mail

---

[22] Vgl. Ferriss, 2020, S. 93 ff

erfolgen soll. Das Telefon kann in Absprache auf Kollegen umgestellt werden, um sich den wichtigen Aufgaben zu widmen. Meetings und Besuche können im Vorfeld abgesagt oder terminlich umgelegt werden. Die Bearbeitung von Aufgaben mit hoher Priorität sollten grundsätzlich in einem Leistungshoch stattfinden. Um eine Abgabefrist zu garantieren und nicht in Stress zu geraten, sollte eine persönliche Deadline nach dem Parkinson'schen Gesetz gesetzt werden. Diese Deadline sollte einen zeitlichen Puffer zur Abgabefrist enthalten, sodass eventuelle Verbesserungen erfolgen können und die Bewältigung der Aufgabe als stressfreier empfunden wird. Durch unvorhergesehene Ereignisse kann es trotz perfekter Planung des Arbeitsalltags dazu kommen, dass Stresssituationen auftreten. In diesem Fall hilft die ABC-Analyse zur Stressrelativierung, um wieder ein neutrales Gedankengut zu erlangen und die Situation mit Selbstreflektion zu bewerten.

5   Fazit und Ausblick

Das Ziel der vorliegenden Arbeit war es, sich mit der effizienten Bewältigung von beruflich bedingtem Stress zu beschäftigen und dazu die Methoden und Kompetenzen der Schlüsselqualifikationen Selbst- Ziel- und Zeitmanagement vorzustellen. Des Weiteren sollte aufgezeigt werden, wie entsprechende Methoden in den Arbeitsalltag integriert werden können. Zuerst wurden die grundlegenden Begriffe definiert und darauf aufbauend die Methoden, Instrumente und Kompetenzen vorgestellt, die in wissenschaftlicher Literatur behandelt und empfohlen werden. Im letzten Schritt wurde eine sinnvolle Kombination der Methoden vorgestellt, um den Zusammenhang zwischen den einzelnen Schlüsselqualifikationen zu erläutern. Da die vorliegende Arbeit einen beschränkten Umfang hat, war es nicht möglich alle Themenbereiche detailliert zu erläutern und alle in der Literatur bekannten Methoden vorzustellen. Speziell das Thema Stress ist sehr umfangreich und konnte nur ansatzweise behandelt werden. Kritisch ist zu beachten, dass das Thema Selbstmanagement von einigen Autoren als Überbegriff des Ziel- und Zeitmanagements gesehen wird, während andere Autoren es als eigene Schlüsselqualifikation behandeln. Des Weiteren hat jeder Autor bestimmte Präferenzen in Bezug auf die Methoden zur Gestaltung eines effektiven Arbeitsflusses. Für Feriss sind das Pareto-Prinzip und das Parkinson'sche Gesetz in Kombination die wichtigsten Schlüssel zum Erfolg.[23] Bayer und Beck sind wiederum der Meinung, dass das HelfRecht-System

---

[23] Ferriss, 2020, S. 96

die effizienteste und altbewährteste Methode ist, sich Ziele zu setzen und diese zu verfolgen.[24] Durch einen ständigen Wandel der Lebensbedingungen und dem Fortschritt der Digitalisierung ist die Literatur des vorliegenden Themas in vielen Fällen nicht mehr zeitgemäß. Die Digitalisierung stellt durch ständige Erreichbarkeit und dem ständigen Zugang zu Nachrichten und Informationen ein erhöhtes Stressrisiko dar, welches mit den gängigen Methoden und Maßnahmen nur schwer eingedämmt werden kann. Menschen unterscheiden sich charakterlich stark voneinander und es gibt eine Vielzahl von Berufen, die einen individuellen Arbeitstag mit sich bringen. Daher kann nicht dargelegt werden, welcher Weg pauschal der sinnvollste ist, um Stress zu reduzieren oder zu vermeiden. Um, beispielsweise als Unternehmen, einen Überblick zu gewinnen, welche Strategien für jeden Mitarbeiter zielführend sind, könnte innerhalb eines Arbeitskreises erforscht werden, welche Arbeitsweise jeweils genutzt wird, ob diese effizient zielführend ist und welcher Zusammenhang dabei mit der Entwicklung von Stress besteht. Durch eine persönliche und gegenseitige Bewertung der Arbeitsmethoden und Auswertung der Arbeitsergebnisse, können reflektierend Rückschlüsse aus dem jeweiligen Arbeitsverhalten und den dabei angewandten Schlüsselqualifikationen gezogen werden.

---

[24] Bayer, Beck, 2008, S. 12 ff

Literaturverzeichnis

Allen David (2019): Wie ich die Dinge geregelt kriege, Selbstmanagement für den Alltag, München

Ansorg Anja (2008): Das ABC des Glaubens, 2. Auflage, Münster

Bayer W./Beck C. (2008): Ziele erreichen – Zukunft gestalten, 37 Erfolgsbausteine für das Selbst- Ziel- und Zeitmanagement, München

Becker, Joachim H. (2018): Selbst- und Zeitmanagement, in: Springer (Hrsg.): Praxishandbuch berufliche Schlüsselkompetenzen: 50 Handlungskompetenzen für Ausbildung, Studium und Beruf, Berlin, S. 113-116

Bischof K./Bischof A./Müller H. (2019): Selbstmanagement, 5. Auflage, Berlin

Corvey, Stephen R. (2018): Die 7 Wege zur Effektivität, Prinzipien für persönlichen und beruflichen Erfolg, 51., überarbeitete Auflage, Offenbach

Ferriss Timothy (2020): Die 4-Stunden Woche: Mehr Zeit, mehr Geld, mehr Leben, 10. Auflage, Berlin

Johnstone M./Player M. (2019): Kein Stress! Wie Sie Stress und Angstgefühle bewältigen und gelassener werden, München

Kaluza, Gert (2018): Gelassen und sicher im Stress, Das Stresskompetenz-Buch: Stress erkennen, verstehen, bewältigen, 7., korrigierte Auflage, Berlin

Kiwus Dieter (2016): Mehr Verkaufserfolg durch Selbstcoaching, 5., überarbeitete Auflage, Wiesbaden

Lorenz Heike (2015): Entscheidungsmethoden sinnvoll einteilen! in: Das Unternehmerhandbuch https://das-unternehmerhandbuch.de/entscheidungsmethoden-zeit-sinnvoll-einteilen/ (Zugriff am 08.09.2020)

Seiwert Lothar (2014): Das 1x1 des Zeitmanagement: Zeiteinteilung, Selbstbestimmung, Lebensbalance, 36., völlig überarbeitete und aktualisierte Auflage, München

Wohlers K./Hombrecher M. (2016): Entspann dich, Deutschland – TK Stressstudie 2016, hrsg von Techniker Krankenkasse, https://www.tk.de/resource/blob/2026630/9154e4c71766c410dc859916aa798217/tk-stressstudie-2016-data.pdf (Zugriff am 12.08.2020)

BEI GRIN MACHT SICH IHR WISSEN BEZAHLT

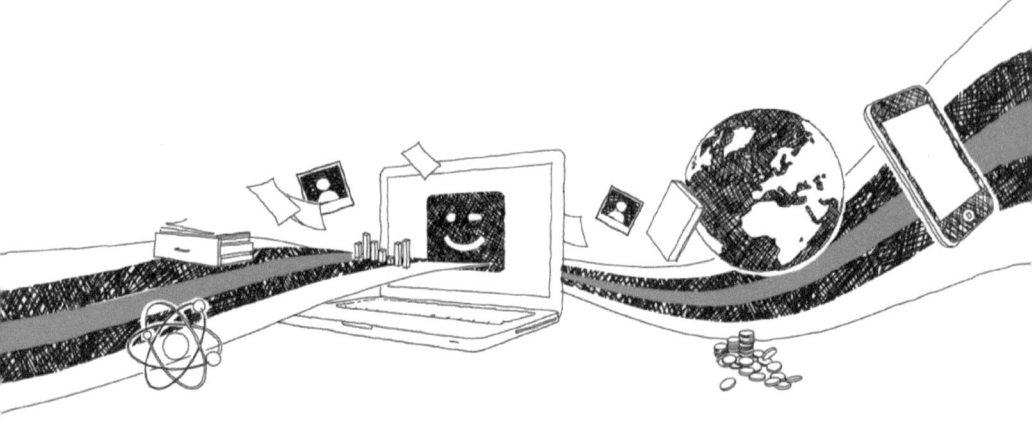

- Wir veröffentlichen Ihre Hausarbeit,
  Bachelor- und Masterarbeit

- Ihr eigenes eBook und Buch -
  weltweit in allen wichtigen Shops

- Verdienen Sie an jedem Verkauf

Jetzt bei www.GRIN.com hochladen
und kostenlos publizieren

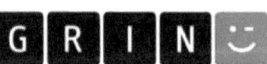